Exclusivo para
60 años y más

GRISELDA OFELIA PÁNDURA TRUQUI

ÍNDICE

Pag

INTRODUCCIÓN

Durante muchos años, he tenido una vida rápida de gran estrés, con intentos fallidos de aplicarme a una rutina de ejercicios, hice gym, baile, yoga, y algunas cosas más que se ponían de moda, lo cierto es que, llegue a los casi 65 años, con grandes responsabilidades, hipertensión arterial, sobrepeso y fumando :(y, padecí durante 5 años de nervio ciático, intente todo, neurocirujanos, acupuntura, fisioterapia, toques eléctricos, ultrasonido etcétera.

Lo cierto es que, un médico de los neurocirujanos que visité me dijo, si fuera mi mamá no la operaba, haga éstos ejercicios, y me dió la solución, dejé de tomar lyrica e inicié con todas las rutinas aprendidas, y otras más que quiero compartir, porque no sólo resolvió mi problema de nervio ciático, sino también mi estado de ánimo, que al final a ésta edad nos da felicidad.

Espero, con todo mi corazón sirva y llegue a donde tenga que llegar para la mejoría de salud, paz y tranquilidad, para que tengamos calidad; en la vida que nos queda.

Sin perder de vista éste bello pensamiento:

"Es la mente la que crea el mundo que nos rodea y, aún cuando nos encontramos juntos, parados en la misma pradera, mis ojos nunca verán lo que los tuyos contemplan y, mi corazón nunca se agitará con las emociones que conmueven al tuyo."

George Gissing

En esta época de nuestras vidas, cuando ya estamos solos y, sin grandes responsabilidades, una que nos queda es NOSOTROS MISMOS.

El auto cuidado de nuestra salud, física y mental.

Propongo dedicarnos un tiempo exclusivo; Esto provocará que todo el día estemos con un estado de ánimo mejor e incluso sonreír más, cantar y, ¿porqué no? Hasta bailar.

IMPORTANCIA DE LA RESPIRACIÓN

En alguna ocasión leí que las personas nos olvidamos de respirar, así que lo primero que aprenderemos será a RESPIRAR.

El oxigeno es tan importante que hasta las plantas lo necesitan.

Cuando respiramos, oxigenamos todas las células de nuestro cuerpo.

Nos llegan endorfinas al cerebro que producen un estado de euforia, paz y felicidad.

Cotidianamente ni cuenta nos damos que respiramos mal, dado que es un acto reflejo de nuestro cuerpo.

Es algo que damos por hecho, una función mecánica de intercambio de gases, sin embargo, la respiración supone no solo un método de control de la energía, sino una herramienta fundamental dentro de las artes curativas, no solo oxigena la sangre, y el correspondiente funcionamiento cerebral, sino que además tonifica y revitaliza el organismo, cuerpo y mente, controla los estados de ansiedad, facilita la creación de pensamientos armónicos, aumenta la creatividad y la imaginación, supera dolencias de los sistemas circulatorio, digestivo y nervioso.

El día a día, puede causar problemas emocionales, irritabilidad, enojo, depresión, así que practicar la respiración y aprender a hacerlo cotidianamente nos dará un mejor nivel de vida.

Como ejemplo, vale decir que es como la luz eléctrica, cuando se va, nos damos cuenta que no podemos hacer nada.

Igualmente, cuando nos lastimamos una mano, no nos damos cuenta lo indispensable que es, hasta que no podemos moverla, así sucesivamente.

Lo mismo sucede con la respiración, es mecánica y la hacemos por respiraciones cortas únicamente para vivir, pero no para prevenir o tener un mejor nivel de vida, llámese paz y tranquilidad y, ¿porque no?, felicidad.

Hay varias clases de respiración, la que aplicaremos aquí, es la de nariz únicamente; inhalar y exhalar siempre por la NARIZ.

Las exhalaciones por la boca son para ejercicios de alto impacto.

Aquí queremos oxigenar todo nuestro cuerpo.

OJOS CERRADOS.

Mantener los ojos cerrados, provoca que esté toda nuestra concentración ubicada en el ejercicio que vamos a hacer, además, podemos observar el beneficio que se va sintiendo con total consciencia, me encanta la música, pero creo que es un distractor que no podemos darnos el lujo de tener en éste momento sublime de nosotros mismos, está comprobado que, mantener los ojos cerrados ayuda a la mente y, es un antienvejecimiento porque desarrollamos mejor memoria.

DESCALZOS.

En los pies existen muchas terminaciones nerviosas y, es muy importante que nuestras plantas tengan contacto directo con el suelo para liberar el estrés, fortaleciendo el sistema nervioso.

Las plantas del píe, no deben estar aisladas continuamente por una suela de zapato, ya que lo ideal es tener esa conexión diaria del pie-tierra.

Las plantas de los pies, contienen más terminaciones nerviosas sensoriales por centímetro cuadrado, que cualquier otra parte del cuerpo.

Elimina tensión muscular de los pies, porque reduce o elimina la tensión de los músculos del pie generados tras pasar horas sentados.

Mejora la circulación sanguínea al estar los músculos en contacto con diferentes superficies, se sugiere césped, si no es posible, en tierra o en piso, eso provocará movimiento de la sangre que no tienen cuando se usa zapato, aquí se trabaja también.

¿QUE NECESITAMOS?

- **Ropa cómoda**
- **Un tapete (sugiero colchoneta para no lastimar)**
- **Descalzos**
- **Preferentemente al levantarnos por la mañana**
- **Previamente comer una fruta, se sugiere una manzana.**

Si tu idea es trabajar el cuerpo para hacerte musculoso, o tener el cuerpo de cuando tenías 20 años ¡¡¡ESTO NO ES PARA TI!!!

Estos ejercicios se sugieren 3 veces a la semana; Lunes, miércoles y viernes.

EJERCICIOS

PRIMERO

Este ejercicio de inicio, ayuda a que nos empecemos a dar cuenta de la respiración profunda, para ejercitarla y acostumbrarnos a hacerlo cotidianamente.

Contar las respiraciones nos ayudará a concentrarnos.

Nos paramos erguidos, brazos extendidos a los costados, ojos cerrados.

Inhalamos profundamente y exhalamos profundamente por tres ocasiones.

Estos movimientos nos ayudarán a flexibilizar los tendones, las articulaciones y las vertebras cervicales, que se estarán además oxigenando con las inhalaciones profundas.

Subimos cabeza lentamente hacia la espalda, inhalando profundamente.

Bajamos lentamente hacia el pecho exhalando profundamente.

Repetimos por 10 veces para empezar, contando respiraciones y movimientos.

Regresamos la cabeza a su lugar, siempre erguida recordando que una columna sana es el 90 por ciento de nuestra salud física.

SEGUNDO

Inhalamos profundamente y volteamos la cabeza hacia el lado derecho lentamente, escucharemos con seguridad el crujir de nuestro cuello, y volteamos hacia el lado izquierdo exhalando lentamente ambas cosas.

Repetimos 10 veces contando lado derecho y 10 veces lado izquierdo.

Todo es lentamente, estamos aceitando nuestro cuerpo, todo sin lastimar.

Si lastima, hacemos hasta donde lleguemos, el cuerpo es sabio y poco a poco irá soltando.

TERCERO

Inhalamos profundamente y dejamos caer la cabeza hacia el hombro derecho lentamente exhalando, inhalamos y volteamos hacia el lado izquierdo lentamente y sin lastimar, durante 10 movimientos por cada lado, sin olvidar la respiración y la lentitud del ejercicio.

CUARTO

La cabeza hacia atrás, inhalamos profundamente e iniciamos con círculos de la cabeza hacia el lado derecho, soltándola completamente, cuando estamos bajando hacia el pecho exhalamos, y al subir de nuevo inhalamos todo ello profundamente sin lastimar, por 10 vueltas.

Al término del lado derecho lo hacemos del lado izquierdo, contabilizando las respiraciones.

Al terminar nos paramos erguidos y respiramos profundamente 3 veces.

QUINTO

Inhalamos profundamente y circulamos los hombros hacia atrás, volvemos hacia adelante, y repetimos con diez movimientos simultáneos a diez respiraciones.

Inhalamos profundamente por tres, e iniciamos circulando los hombros en sentido contrario, es decir hacia enfrente, sacamos pecho cuando vamos hacia atrás y exhalamos cuando vamos hacia adelante, repetir 10 respiraciones, obvio por diez movimientos.

SEXTO

Este ejercicio ayuda considerablemente a los brazos que trabajando continuamente podrán mejorarse y fortalecerse, así como el cuello.

Inhalamos profundamente y subimos los brazos arriba de la cabeza y estiramos los brazos por encima de las orejas, nos tomamos las manos y soltamos la cabeza hacia atrás, contamos 10 inhalaciones y exhalaciones, sintiendo el trabajo de brazos y cuello.

Bajamos la cabeza al pecho, la pasamos entre los brazos e inhalamos y exhalamos 10 respiraciones profundas.

Inhalamos profundamente y jalamos con la mano derecha la cabeza lo más que podamos, sin descuidar la respiración, obvio la cabeza hacia la derecha, respirando y contando hasta 10.

Regresamos la cabeza a su lugar y el brazo derecho queda a la altura del hombro, siempre erguidos, levantamos el brazo izquierdo y, jalamos la cabeza hacia la izquierda, respiramos y contamos hasta 10.

Regresamos de nuevo los brazos al costado y la cabeza derecha siempre erguidos.

Inhalamos y exhalamos en 3 ocasiones profundamente.

SÉPTIMO

Para trabajar pecho, brazos y costados, damos además flexibilidad a toda la parte alta del cuerpo.

Doblamos brazos hacia el pecho, quedando las manos casi unidas frente al pecho, y, circulamos únicamente la parte alta del cuerpo, hacia derecha e izquierda trabajando costados derecho e izquierdo, así como brazos, éste ejercicio se hace por 20 repeticiones sin olvidar la respiración, un poco más rápido pero suave sin lastimar.

Regresamos a la postura inicial, inhalamos y exhalamos profundamente por 3 ocasiones.

OCTAVO

Nos ayudará a flexibilizar los costados altos del cuerpo, para que durante el día podamos voltear sin temor a lastimarnos, y además con gran facilidad.

Inhalamos e iniciamos con trabajo de costado, bajamos brazo derecho hasta donde alcancemos, regresamos y, exhalando bajamos al lado izquierdo, derecha inhalamos, izquierda exhalamos, suavemente sin lastimar por 20 respiraciones.

Regresamos a la postura inicial, inhalamos y exhalamos profundamente por 3 ocasiones.

NOVENO

Trabajaremos brazos.

En la postura inicial, damos círculos al brazo derecho sin lastimar hasta donde podamos, y lentamente sin olvidar la respiración, subimos el brazo y damos vuelta hacia atrás, inhalamos al subir y exhalamos al bajar.

Ahí escucharemos el rechinar de nuestro hombro, estamos aceitándolo, favor de llegar hasta donde no lastime, con el tiempo irá dando más y más hasta llegar a la flexibilidad total.

Continuamos con el brazo izquierdo, vueltas iguales.

Volvemos al brazo derecho y hacemos las vueltas al revés, es decir, de atrás para adelante.

Volvemos al brazo izquierdo y hacemos lo mismo, todo eso por 10 repeticiones cada uno.

DECIMO

Postura de inicio, inhalamos y llevamos el brazo por encima de la cabeza hacia el lado izquierdo (especie de arco), ahí exhalamos lentamente trabajando los costados, regresamos y repetimos por 10 respiraciones; costado derecho hasta donde alcance nuestra fuerza, inhalamos al subir, exhalamos al bajar fortalecemos esos músculos que en ocasiones nos hace sentir que nos está dando un infarto.

Repetimos ese ejercicio para el costado izquierdo, lentamente sin olvidar inhalar y exhalar.

Tenemos trabajado casi toda la parte alta del cuerpo.

¿CÓMO SE SIENTEN?, YA NO HAY MUCOSIDAD EN LA NARIZ, YA NOS VAMOS SINTIENDO MEJOR A CADA MOMENTO.

DÉCIMO PRIMERO

Manos a la cintura, trabajemos abdomen, cadera y glúteos.

Inhalamos y circulamos al lado derecho de manera que los glúteos salen hacia atrás y el abdomen hacia adelante, aquí exhalamos, en círculos al lado derecho lentamente y observando el crujir hasta la ingle, todo lento y suavemente, por cada circulo una respiración profunda hasta completar 10.

Ahora circulamos hacia el lado izquierdo lentamente respirando y contando hasta diez, observando siempre como cruje y se siente la ingle.

Regresamos a la postura inicial, con tres respiraciones profundas, éste trabajo nos descansa los glúteos increíblemente dado que, contiene terminaciones nerviosas en dónde se almacena el estrés, es importante al hacerlo, observar el descanso que se siente en esa área.

DÉCIMO SEGUNDO

Nos servirá para aceitar las rodillas, que no nos duelan al subir o bajar escaleras.

Unimos rodillas, bajamos las manos hasta tocarlas, y circulamos rodillas, hacia el lado derecho, lentamente e inhalando y exhalando, bajamos hasta donde el propio cuerpo nos indique, hacemos eso durante 10 repeticiones, recordemos que estamos aceitando y que no podemos hacerlo si nos duele, pero, si puedes escucharás el crujir de las rodillas.

Regresemos a la postura inicial, inhalamos y exhalamos.

Bajamos de nuevo manos a las rodillas y, circulamos hacia el lado izquierdo exactamente como el anterior.

Perfectamente trabajadas las rodillas volvemos a la postura inicial, inhalamos y exhalamos profundamente por 3 ocasiones.

DECIMO TERCERO

Abrimos las piernas, nos aseguramos de no caer, inhalamos y ponemos las manos en las rodillas, doblamos la pierna derecha y balanceamos hacia la izquierda, escuchamos el crujir de la ingle, balanceamos hacia ambos lados, inhalando y exhalando, con balanceo lento y sin lastimar, suavemente, estirando una pierna y doblando otra, trabajando rodillas, músculos internos del muslo, ingles, glúteos, por 20 respiraciones y, volvemos a la postura inicial, inhalamos y exhalamos profundamente por tres ocasiones.

DECIMO CUARTO

Nos tomamos de la cintura, ponemos el pie derecho hacia el frente, inhalamos y exhalamos, circulamos para trabajar tobillos, todo lentamente, este ejercicio sirve fundamentalmente para estirar pierna, flexibilizar tobillo y evitar los terribles calambres, primero los 10 círculos hacia afuera, y luego 10 hacia adentro para que se trabajen hasta los huesos de los dedos de los pies.

Regresamos a la postura inicial, sin olvidar respirar siempre.

Trabajamos tobillo izquierdo de la misma forma que el anterior.

Hemos trabajado de pie todo nuestro cuerpo, con los ojos cerrados, conscientes de él, y sintiendo los beneficios maravillosos tanto de la respiración como del propio cuerpo, con la ventaja de que estamos igualmente trabajando equilibrio que en algunas teorías establecen que es parte del antienvejecimiento.

Ahora trabajaremos parte interna del cuerpo.

DECIMO QUINTO

Nos acostamos en el tapete, brazos y piernas extendidas, inhalamos y exhalamos 3 veces.

Inhalamos y subimos piernas hacia el cielo lentamente, al bajarlas exhalamos igualmente lentamente, este ejercicio trabaja la parte baja de la columna, piernas, abdomen, intestino grueso y delgado, nos dará una mejor digestión.

Hacemos 10 repeticiones, inhalando al subir y exhalando al bajar, al término de las 10 volvemos a la postura inicial, cuerpo suelto acostados boca arriba brazos a los costados y piernas semi abiertas.

Inhalamos y exhalamos por 3 ocasiones para que el cuerpo se recupere y regresamos de nuevo.

Éste ejercicio se hace en un bloque de 4 ocasiones.

DÉCIMO SEXTO

Subimos rodillas con los pies sobre el tapete, nos tomamos ligeramente con ambas manos la cabeza sin jalar, los codos deben quedar apuntando hacia los costados, son las abdominales.

Inhalamos y al incorporarnos hacia enfrente exhalamos.

Regresamos, repetimos 10 veces.

Observamos como trabajamos no sólo el abdomen externo, sino además el estómago para una mejor digestión, más los músculos que están debajo de los senos, que cuando

son muy prominentes sentimos cansancio y algunas veces dolor.

Al término de 10 repeticiones volvemos a la postura inicial, hacemos 3 inhalaciones profundas y repetimos hasta completar un bloque de 4.

DECIMO SÉPTIMO

Nos acostamos de costado.

Inhalamos, al exhalar subimos la pierna derecha hasta donde podamos, lentamente hacemos 10 repeticiones, para trabajar la parte externa de los músculos del muslo, siempre inhalando y exhalando sin lastimar, el cuerpo nos va diciendo hasta donde es posible.

Hacemos 10 repeticiones y al exhalar de la última, tomamos la postura del feto para relajar.

Inhalamos y exhalamos 3 veces y repetimos el ejercicio hasta completar un bloque de 4.

Aquí se sugiere que, si están en condiciones, las ultimas 2 repeticiones, sean con el pie hacia adentro para que jale más el músculo.

Regresamos a la postura acostada inicial.

Inhalamos y exhalamos 3 veces y nos volteamos para el lado izquierdo.

Para repetir el ejercicio con la pierna izquierda.

DÉCIMO OCTAVO

Nos incorporamos sentándonos con las piernas juntas y extendidas hacia el frente, los brazos al costado, acomodamos glúteos. Inhalamos y levantamos los brazos en forma de arcos y llevamos nuestras manos hacia los pies, hasta donde lleguemos, si podemos nos tomamos de los pies, todo sin lastimar, colgamos la cabeza y exhalamos, así nos quedamos trabajando la columna, inhalando y exhalando, observando como se está oxigenando cada una de las vértebras.

Jalamos lo mas que podamos, sin preocupación alguna ni de estirar a tope las

piernas, el cuerpo va a ir soltando poco a poco.

Contamos 10 respiraciones y regresamos a la postura original, (esto es, derechos, erguidos y los brazos a los costados.)

Repetimos una vez más este ejercicio y sentimos sus beneficios.

DÉCIMO NOVENO

Abrimos las piernas lo más que podamos como si fuera un compás.

Inhalamos, subimos los brazos y con la mano derecha tocamos el pie derecho y, la izquierda en la misma posición que la derecha hasta dónde alcance.

Sacamos la cabeza de entre los brazos y la colgamos hacia la derecha.

Con este ejercicio trabajamos columna flexibilizándola hacia el lado derecho, trabajamos parte baja del muslo, brazos, cervicales y costado derecho.

Contamos 10 respiraciones y volvemos a la postura inicial.

Repetimos la postura anterior una vez más.

Regresamos y hacemos lo mismo con la mano izquierda hacia el pie izquierdo, el brazo derecho sigue al brazo izquierdo hasta donde podamos.

Respiramos 10 veces.

Regresamos a la postura inicial y repetimos el ejercicio, al término del ejercicio inhalamos y exhalamos profundamente por 3 ocasiones.

VIGÉSIMO

Abrimos de nuevo las piernas como un compás, subimos brazos hacia el cielo inhalando profundamente y, bajamos los brazos por el centro de nuestro cuerpo jalando con las manos lo más que podamos para estirar la columna por el centro del cuerpo, respiramos 10 veces y regresamos a la postura inicial.

Repetimos éste ejercicio una vez más, observando en todo momento la respiración y, la separación de las vértebras que impedirá que se atrofien cuando se pegan entre sí.

Al término de la postura, inhalamos y exhalamos profundamente por 3 ocasiones.

Ahorrémonos cirugías y dolor.

¿Cómo se sienten?

VIGÉSIMO PRIMERO

Nos sentamos en flor de loto, quienes puedan, quienes no, solo doblamos las rodillas y tomamos una posición cómoda.

Inhalamos poniendo la mano derecha hacia atrás de la cabeza en el tapete, la otra rodea la rodilla derecha, lentamente estiramos la cabeza hacia el lado derecho totalmente erguida.

Sentimos como se trabaja con las vértebras y los ligamentos del cuello (cervicales).

Ahí respiramos 10 veces en esa postura inhalando y exhalando lentamente.

Regresamos a la postura inicial y hacemos la misma postura del lado izquierdo.

Todo lentamente y sin olvidar respirar.

Repetimos ambos ejercicios.

VIGÉSIMO SEGUNDO

Manos y rodillas en el tapete (postura del gato), inhalamos profundamente levantando la cabeza hacia el cielo, empujando la columna hacia abajo en la postura del gato cuando se estira.

Inhalamos y exhalamos 10 veces de forma profunda.

En nuestra última inhalación retraemos toda la columna hacia arriba estirándola y curvándola como gato.

Regresamos a la postura original y descansamos inhalando y exhalando profunda y lentamente.

Una vez recuperados iniciamos de nuevo y repetimos la postura anterior.

VIGÉSIMO TERCERO

MASAJE A LA COLUMNA

Continuamos sentados en el tapete, pero la planta de los pies en el tapete rodillas arriba.

Nos tomamos de las rodillas y rodamos con la espalda hacia atrás y hacia adelante.

Sin olvidar la respiración hacemos este masaje 10 repeticiones y sentimos el trabajo desde las cervicales hasta los lumbares.

Inhalamos y exhalamos profundamente, nos recuperamos e iniciamos de nuevo otro rodamiento.

Si a todos éstos ejercicios, le añadimos 20 minutos de caminata diaria, nuestra serotonina responderá sin duda a un excelente estado de ánimo diario.-

¡HEMOS CONCLUIDO!

Nos sentamos en la postura más cómoda que sintamos, siempre erguida, ponemos las palmas de las manos hacia el cielo y nos preparamos para una meditación…

Si se dan cuenta, en todo momento estuvimos con los ojos cerrados, así que aquí con mayor razón.

Inhalamos profundamente 3 veces.

A la cuarta inhalación nos concentramos únicamente en nuestra frente, al exhalar lentamente soltamos la frente de cualquier gesto que tengamos, sentimos que queda completamente relajada.

Inhalamos profundamente concentrándonos en nuestras cejas y, al exhalar soltamos y relajamos la ceja, observamos como queda sin ningún gesto, están totalmente sueltas.

Inhalamos concentrándonos en los ojos y párpados, al exhalar, soltamos relajándolos totalmente, observando como se encuentran sin una sola arruga.

Inhalamos concentrándonos en el entrecejo, al exhalar, soltamos el gesto que pudiéramos tener, relajándolo conscientemente, no hay gesto, toda la parte alta de la cara se encuentra totalmente suelta y relajada.

Inhalamos profundamente y nos concentramos en los pómulos, al exhalar, los soltamos relajándolos totalmente, quitamos cualquier gesto que tuviéramos.

Inhalamos concentrándonos en la mandíbula (incluyendo los dientes), al exhalar, la soltamos, sentimos como cae y se cae, y relaja.

Inhalamos profundamente y nos concentramos en el cabello y cuero cabelludo, al exhalar, los soltamos completamente alrededor de la cabeza.

Inhalamos profundamente y nos concentramos en las orejas, al exhalar, las soltamos totalmente, observamos como quedan totalmente relajadas.

Inhalamos profundamente y sentimos todo nuestro rostro relajado, con un semblante de paz interior, si arrugamos de nuevo alguna parte volvemos y la relajamos.

Inhalamos profúndame concentrándonos en el cuello, al exhalar soltamos totalmente el cuello, relajándolo.

Inhalamos profundamente y nos concentramos en los hombros y al exhalar

los soltamos totalmente, relajándolos en total paz y serenidad.

Inhalamos profundamente y nos concentramos en la parte alta de la espalda, entre la parte de los hombros, al exhalar la soltamos totalmente, relajando donde se acumulan las tensiones; sentimos una relajación total.

Inhalamos profundamente y nos concentramos en los brazos, exhalamos y los soltamos totalmente, sentimos su relajación total.

Inhalamos profundamente y nos concentramos en los antebrazos, al exhalar los soltamos totalmente, sintiendo que casi caen de la paz y serenidad que sentimos.

Inhalamos profundamente y nos concentramos en las manos y sus dedos, al exhalar las soltamos totalmente y sentimos su completa relajación, observamos a casi todo nuestro cuerpo en una relajación consciente y total.

Inhalamos profundamente y nos concentramos en el pecho, al exhalar lo soltamos completamente, sentimos y disfrutamos la paz y tranquilidad.

Inhalamos profundamente y nos concentramos en el abdomen, al exhalar lo soltamos totalmente, tanto la parte externa como interna, soltamos el vientre, lugar donde se concentra parte del *stress* y nos produce muchas veces estreñimiento o malestar; en éste momento decidimos soltarlo para que se relajare junto con nosotros y nuestra mente, e incluso provocamos mentalmente, que sentimos mariposas en el estómago.

Inhalamos profundamente y nos concentramos en nuestra cintura, al exhalar soltamos completamente sus costados, los sentimos relajados.

Inhalamos profundamente y nos concentramos en los glúteos, al exhalar los

soltamos completamente, sintiendo la relajación total, observándola detenidamente.

Inhalamos profundamente y nos concentramos en los muslos, al exhalar los soltamos totalmente y observamos como caen a los costados en relajación total.

Inhalamos profundamente y nos concentramos en las piernas, cuando exhalamos las soltamos totalmente y observamos como caen en relajación.

Inhalamos profundamente y nos concentramos en los pies, al exhalar los

soltamos completamente, sentimos como se relajan por completo.

Inhalamos profundamente y nos concentramos en los dedos de los pies, al exhalar los soltamos totalmente y observamos su relajación.

Inhalamos profundamente y al exhalar sentimos todo nuestro cuerpo totalmente relajado, sin perder la inhalación y exhalación... nos quedamos contemplando, apreciando, disfrutando unos minutos nuestro cuerpo relajado totalmente.

Volvemos e inhalamos profundamente, imaginamos que estamos en un bosque verde, con grandes árboles por todos lados y, al final observamos una gran montaña de la cual se observa cae una enorme cascada, escuchamos la caída del agua hacia un gran arroyo de agua cristalina.

Ponemos atención y alcanzamos a oler el aroma húmedo de la tierra y los árboles, sentimos que tenemos 10 años y corremos hacia la enorme cascada, ahí podemos observar que en la parte alta hay gran espuma que sale de la montaña, pero conforme se aproxima a la caída, en el arroyo se convierte en agua cristalina, haciendo una gran cortina de agua transparente.

Nos acercamos por la parte de atrás y, nos damos cuenta de que podemos entrar por debajo de la caída del agua, de manera que podemos ver a través de ella hacia el exterior, vemos como el arroyo lentamente conduce el agua hacia el otro extremo.

Podemos apreciar desde ahí los grandes árboles a través de la gran cascada, hay niños dentro del arroyo, pero no nos podemos distraer, solo escuchamos sus voces y sus risas.

Salimos de la cascada y elegimos el árbol que más nos gustó, tiene un tronco muy grande y sus raíces se alcanzan a ver, la corteza es la propia de un árbol de 100 años, la imaginemos como queramos, nos aproximamos al árbol subimos por entre sus raíces y abrazamos ese árbol.

Sentimos como nos transmite una paz y una gran energía de ser viviente, nos quedamos abrazándolo por unos minutos y sentimos cómo parece que el árbol sonríe.

Inhalamos y exhalamos profundamente, regresamos hacia nuestro cuerpo y nos concentramos en él, siempre inhalando y exhalando, en relajación total.

Guardamos silencio por unos minutos.

Inhalamos y al exhalar iremos volviendo lentamente, movemos dedos de las manos, de los pies, movemos lentamente cabeza, hombros, piernas, muslos, inhalando y exhalando, sintiendo cada parte de nuestro cuerpo, sintiéndonos felices y en paz....

Larga vida para todos...

A CONSENTIRNOS

Estos ejercicios se sugiere hacerlos martes y jueves para completar 5 días de ejercicios a la semana. Y, previa caminata de 20 minutos, que nos dará un armonioso estado de ánimo y, sentirse excelente físicamente.

IMPORTANCIA DEL MASAJE AL CUERO CABELLUDO

Mejora los dolores de cabeza, ayuda a dilatar los vasos sanguíneos y a mejorar la circulación sanguínea, mejora el estado de ánimo, proporciona tranquilidad y relajación, evita la caída del pelo y, mejora indudablemente la apariencia del cabello.

Nos sentamos en la posición más cómoda posible, sobre la colchoneta, si es posible en la postura de flor de loto, si no se domina o molesta cruzamos piernas sentados, y siempre erguidos.

Masaje al cuero cabelludo Inhalamos profundamente y llevamos las yemas de los dedos al cráneo, e iniciamos dándonos un masaje desde el inicio del cabello de la frente, puede ser en círculos, horizontal o verticalmente.

Vamos rodeando toda la cabeza con los masajes, parte alta, media, lados, y vamos bajando, es una delicia realmente, estamos estimulando la circulación sanguínea en la cabeza, ayudará a mejorar hasta nuestra mente.

Este masaje debe durar cuando menos 3 minutos. Inhalando y exhalando

GIMNASIA OCULAR

Estos ejercicios no son comunes, cuando en realidad son más importantes que los del cuerpo, porque la vista es uno de los sentidos indispensables para vivir con calidad.

Ejercitar los ojos, sirve para vista cansada, para flexibiliza los músculos de los propios ojos y, hay quien se atreve a decir que puede lograrse disminuir la graduación de lentes hasta dejar de necesitarlos si se hacen los movimientos constantemente.

Único ejercicio que se hace con los ojos abiertos

Inhalamos y subimos la mirada hacia el cielo, bajamos lentamente la mirada hasta el suelo exhalando por la nariz profundamente, inhalamos de nuevo profundamente y subimos de nuevo lentamente la mirada al cielo.

Exhalamos y hacemos lo mismo. Bajar la mirada hasta donde alcancemos a bajar hasta el piso.

Este ejercicio se repite con 10 respiraciones

Inhalamos y, volteamos los ojos hacia la derecha y al exhalar llevamos la mirada lentamente hacia la izquierda suavemente hasta donde nos alcance ese movimiento. Repetimos por 10 respiraciones profundas.

Inhalamos profundamente y llevamos la mirada hacia el cielo pero de lado derecho, al exhalar bajamos la mirada hasta el suelo del lado izquierdo hacemos una especie de línea vertical de lado.

Respiramos con 10 movimiento en ese movimiento

Inhalamos profundamente y llevamos la mirada hacia el lado izquierdo, al cielo, y al exhalar la llevamos hacia el lado derecho del suelo

Repetimos por 10 respiraciones.

Inhalamos profundamente y hacemos círculos de arriba hacia abajo dando vuelta a los ojos del cielo al suelo lentamente sin olvidar la respiración y la exhalación cuando estamos haciendo la mirada hacia abajo primero hacia el lado derecho, con 10 respiraciones.

Repetimos inhalamos profundamente y hacemos círculos hacia la izquierda del cielo al suelo, y repetimos vueltas por 10 respiraciones.

Inhalamos profundamente y movemos los ojos hacia la nariz, haciendo bizcos, en 10 ocasiones, todo con respiraciones profundas, repetimos por 10 ocasiones

EJERCICIOS PARA LA BOCA

Han visto que conforme pasan los años, encontramos que las personas de 80 años y más se les dificulta hablar, e incluso comer, no abren bien la boca.

Este ejercicio nos flexibilizará mandíbula para que no tengamos problemas de ese tipo en el futuro

Inhalamos profundamente y, hacemos un exagerado movimiento de sonrisa y al exhalar llevamos los labios a fruncirse de frente como un beso de trompita, inhalamos de nuevo y repetimos la gran sonrisa y el beso de trompita, al exhalar.

Repetimos por diez respiraciones

Inhalamos profundamente y hacemos masticación como si tuviéramos un chicle en la boca, pero exageradamente para ambos lados todo el tiempo inhalando y exhalando.

Repetimos con 10 respiraciones.

Inhalamos profundamente y abrimos la boca lo mas que podamos al exhalar cerramos la boca, sin olvidar que la inhalación y exhalación son por la nariz aún cuando tengamos la boca abierta.

Repetir en 10 ocasiones.

RESPIRACIÓN, ya hablamos mucho de la importancia de la respiración así que nos concentraremos en los siguientes ejercicios.

Inhalamos profundamente por ambos orificios de la nariz y exhalamos profundamente por la nariz.
Repetir 10 ocasiones

Tapamos el poro derecho de la nariz con uno de los dedos de la mano e inhalamos profundamente por el poro izquierdo y exhalamos por el mismo poro izquierdo.
Repetimos en 10 respiraciones.

Cambiamos de poro de la nariz, ahora tapamos el poro izquierdo con un dedo de la mano y, hacemos lo mismo, inhalamos profundamente con el poro derecho que quedó destapado y exhalamos por ese mismo poro, por 10 respiraciones

Cambiamos, tapamos un poro de la nariz e inhalamos profundamente, destapamos ese y nos vamos al otro, mediante el cual exhalamos profundamente repetir estas inhalaciones y exhalaciones en 20 ocasiones.

Cambiando los poros a la décima inhalación y, volvemos a hacer las 10 respiraciones.

Hacemos respiraciones en turnos

Inhalamos en pausas 3 inhalaciones pausadas, hasta sentir que el aire llena los pulmones, contenemos el aire en los pulmones, Y exhalamos con tres pausas igualmente

Hacemos estas respiraciones en 10 repeticiones

MASAJE EN LA NUCA

Quien no ha sentido un gran peso en la nuca, o una carga de stress en esa parte del cuello, y luego tomamos diclofenaco para que nos ayude con el dolor, el clásico torticolis, cuando dormimos mal, o no tenemos flexibilidad en el cuello, es la parte cervical alta e importantísima de ahí que hagamos el siguiente ejercicio.

Inhalamos profundamente y llevamos los dedos de las manos a la nuca, e iniciamos un masaje de las vértebras hacia afuera

Desde donde termina el cabello, bajando lentamente con exhalaciones profundas, hasta donde alcancen nuestras manos.

Repetimos este masaje por 10 respiraciones, puede hacerse de adentro hacia afuera o en círculos, aquí lo importante es sentir la relajación que nos auto producimos.

Inhalamos profundamente y llevamos los dedos pulgares de nueva cuenta atrás de las orejas e iniciamos de nuevo masajeando todo el cuello ahora con mayor fuerza y de preferencia en círculos, exhalando e inhalando.

Repetimos por 10 respiraciones.

EJERCICIOS PARA LAS MANOS.

Normalmente ejercitamos nuestro cuerpo olvidándonos completamente de algo tan importante cómo las manos.

Eres candidato a artritis? reumas ? O, el clàsico temblor de manos? aquí están èstos ejercicios para fortalecer y prevenir cualquiera de ellos.

Inhalamos profundamente e iniciamos subiendo antebrazos a los costados y subiendo las manos hacia el antebrazo lo más que podamos, bajamos la mano los más que podamos exhalando profundamente.

Repetimos 10 respiraciones

Inhalamos profundamente y hacemos círculos con las manos, es decir, le damos vuelta a la muñeca, hacia afuera en 10 respiraciones.

Inhalamos profundamente y damos vuelta hacia adentro las manos, sentiremos que crujen porque no estamos acostumbrados a trabajar esas partes del cuerpo, pero evitarán que se nos desarrollen temblorines en las manos, estamos fortaleciendo tendones.

Se repite con 10 respiraciones

Dedos de las manos

Inhalamos profundamente y movemos los dedos de las manos como si estuviéramos tocando un piano, sin descuidar el dedo pulgar, el cual también debe moverse igual a los demás, exhalamos profundamente.

Hacer estos movimientos en 10 respiraciones

Ahora inhalamos profundamente y tocamos el piano al revés, es decir con las palmas hacia arriba, se repite en 10 respiraciones profundas

Inhalamos profundamente y hacemos puños con las manos, apretamos lo mas que podamos y soltamos exhalando, repetimos hasta alcanzar las 10 respiraciones.

Inhalamos profundamente y volteamos las manos, las palmas hacia arriba, de nuevo hacemos puños fuertes lo más que podamos y al exhalar lo soltamos.

Repetir con 10 respiraciones

FORTALECIENDO CADERA

EJERCICIO DE MARIPOSA

Nos sentamos y unimos los pies, uno apoyando la planta del pie, en la otra planta del pie, cuerpo bien erguido, inhalamos y llevamos nuestras manos a los tobillos, las rodillas quedan hacia los costados, e iniciamos inhalando profundamente, levantamos las rodillas y al exhalar las bajamos todo lo que podamos, de ser posible empujar las rodillas hacia el suelo, con los codos.

Este ejercicio abrirá las cadera..

Repetir con 10 respiraciones.

EJERCICIO DE LOS PIES.

Los pies se reitera es una de las partes del cuerpo con mayores terminaciones nerviosas de todo nuestro organismo, en lo personal es una parte del cuerpo que mas aprecio, simple y llanamente porque me han llevado a todos lados, a pesar de tener una malformación y siempre digo que es lo único que Dios me dió delgado.

Inhalamos profundamente y llevamos los dedos de los pies hacia atrás lo màs que podamos, al exhalar los retrotraemos de nuevo hacia el cuerpo lo mas que podamos

Jalamos los dedos de los pies de enfrente hacia atrás únicamente los dedos, sin olvidar inhalar y exhalar.

Este ejercicio evitará las malformaciones que se producen con la edad y descansaràs los pies.

Repetimos por 10 respiraciones

Subimos el pie derecho, de preferencia ponemos crema o vaselina en el pie, inhalamos profundamente e iniciamos un masaje del pie, con los nudillos de las manos empujamos el arco del pie de arriba a abajo y a los lados, fuertemente y, sentirán un gran alivio y descanso, sin olvidar las respiraciones.

Nos vamos hacia la parte baja de los dedos y damos masaje en circulo fuertemente con los dedos pulgares de la mano, sentirán gran descanso, sin olvidar inhalar y exhalar.

Masajeamos talones y por último cada dedo del pie, jalándolo de ser posible que truene. Créanme es una delicia

Iniciamos con el pie izquierdo y hacemos exactamente lo mismo
Repetimos ambos en 10 respiraciones

HEMOS CONCLUIDO

Nos acostamos en la postura de cadáver.

Piernas entreabiertas, brazos a los costados con las palmas hacia arriba, es decir con apertura total a recibir una meditación consciente.

Lo más cómodo posible

Inhalamos profundamente en tres ocasiones, exhalando de igual manera profundamente.

A la cuarta inhalación tensamos toda la cara y así nos quedamos con la cara fruncida,

tanto cuanto podamos sostener la inspiración

Exhalamos soltando completamente la cara de un golpe, sentimos la relajación producida inmediatamente en todo nuestro rostro.

Inhalamos profundamente y exhalando igual en tres respiraciones, a la cuarta tensamos toda la parte alta del cuerpo, cuello, brazos, hombros y pecho, tenso y sostenemos la respiración lo más que podamos al exhalar soltamos toda la parte tensada y sentimos la relajación.

Inhalamos profundamente de nuevo y exhalamos en tres ocasiones.

A la cuarta tensamos toda la parte media del cuerpo abdomen, costados estomago cadera y, glúteos, tenso, tenso, lo mas que podamos sostener la respiración y al exhalar soltamos todo lo tensionado.

Sentimos la relajación de toda la parte media del cuerpo.

Inhalamos profundamente y tensionamos, los muslos, las piernas y los pies, sostenemos la inspiración lo más que podamos y al exhalar soltamos toda esa parte baja del cuerpo y sentimos la relajación total.

Nos quedamos unos minutos contemplando el trabajo realizado, el estado de relajación y como nuestro cuerpo se siente adherido a la colchoneta en una total paz.

MEDITACIÓN

Continuamos en la postura de cadáver; inhalando y exhalando profundamente, nos imaginamos un verde valle, estamos parados al inicio y alcanzamos a ver una cabaña al final de la vista, iniciamos una caminata tomando en cuenta que se está metiendo el sol, volteamos a ver el atardecer y el cielo es rosa de un lado, conforme damos vuelta a la cabeza se convierte en color completamente naranja como del color del fuego, para finalizar dónde termina nuestra vista en un color azul claro.

Seguimos caminando y encontramos una gran cantidad de flores de todos colores que rodean toda la cabaña, sobresalen los colores amarillos, rosados, violetas, en gran cantidades, pareciera que se erigen sobre la cabaña.

El aroma del lugar, es de un rancho, de repente escuchamos el ruido sordo del silencio, todo está silencioso y escuchamos el relinchido de un caballo.

Entramos a la caballeriza y está un precioso ejemplar, muy grande en las patas tiene mucho pelo color blanco y el cuerpo de un color cobrizo, resaltando en su frente de nueva cuenta el pelo blanco.

Lo tocamos y sentimos su pelaje, saca la cabeza de entre la cerca de su espacio y permite con toda tranquilidad que lo abracemos, nos quedamos abrazados sintiendo su respiración por varios minutos, en toda tranquilidad y, en paz.

Nos quedamos unos minutos tranquilos y en paz, sintiendo la relajación obtenida.

Inhalamos profundamente y al exhalar, vamos regresando a nuestro cuerpo lentamente, moviendo dedos de las manos, de los pies, brazos hacia arriba cabeza y todo el cuerpo, hasta incorporarnos.

Larga vida para todos .....

CONCLUSIONES

Cómo enamorarnos de nuevo de la vida. ?????

Deseas de nuevo sentir que eres autosuficiente e independiente, ésta es una receta infalible, solo se necesitan ganas porque no implica mayor esfuerzo.

Aplicarnos en una rutina diaria dedicada a nosotros mismos, enriquecerá no solo nuestro cuerpo, favorecerá en gran medida nuestro estado de ánimo, al grado de que ante cualquier conflicto interno o externo, lo minimizaremos inconscientemente, eso disminuirá el nivel de estrés cotidiano,

asimismo disminuye la presión alta y, se obtienen grandes beneficios.

Simplemente tener energía positiva nos provoca un estado de felicidad, sumándole el sentirnos ligeros, que podemos hacer movimientos sin temor a lastimarnos e ir pisando fuerte por la vida, que más podríamos pedir ????

Además llega un momento en el cual sientes la euforia de iniciar el día, porque sabes que te dedicarás un tiempo exclusivo para tu propia persona, ya ahí llevamos un paso hacia la cima.

Si bien, ya no estamos jóvenes no pasamos aún el otoño de la juventud, llegamos sin duda con mayor madurez, experiencia, y conocimientos que podemos autosensibilizarnos para sentir de nuevo esa alegría por la vida, y disfrutar al máximo lo que nos reste por vivir.

En el próximo ensayo trabajaremos con pesas pequeñas para fortalecer huesos.

Si a una sola persona le sirve éste trabajo, me sentiré realmente agradecida y reconfortada.